Michaela Starck

Schmerzfrei beweglich Leben

Michaela Starck

Schmerzfrei beweglich Leben

Dein 360° Weg zur schmerzfreien Beweglichkeit

Trainerverlag

Imprint

Any brand names and product names mentioned in this book are subject to trademark, brand or patent protection and are trademarks or registered trademarks of their respective holders. The use of brand names, product names, common names, trade names, product descriptions etc. even without a particular marking in this work is in no way to be construed to mean that such names may be regarded as unrestricted in respect of trademark and brand protection legislation and could thus be used by anyone.

Cover image: www.ingimage.com

Publisher:
Der Trainerverlag
is a trademark of
Dodo Books Indian Ocean Ltd. and OmniScriptum S.R.L publishing group

120 High Road, East Finchley, London, N2 9ED, United Kingdom
Str. Armeneasca 28/1, office 1, Chisinau MD-2012, Republic of Moldova, Europe
Managing Directors: Ieva Konstantinova, Victoria Ursu
info@omniscriptum.com

Printed at: see last page
ISBN: 978-620-2-49407-6

MICHAELA STARCK

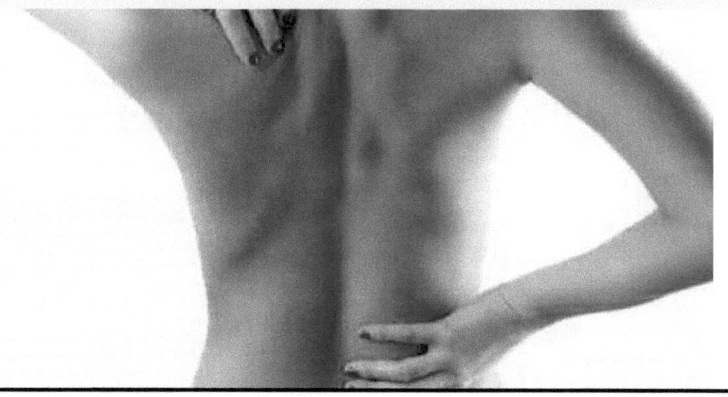

SCHMERZFREI

beweglich

LEBEN

DEIN 360° WEG ZUR SCHMERZFREIEN BEWEGLICHKEIT – DER RATGEBER

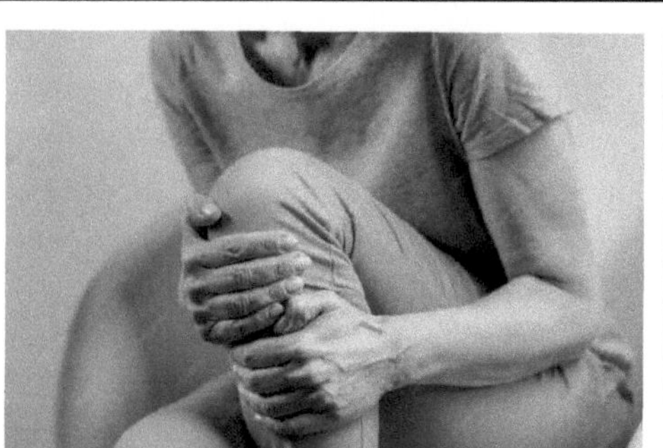

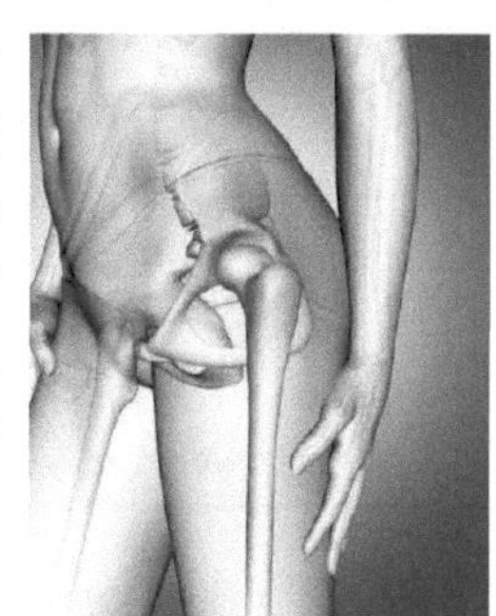

INHALTS²-VERZEICHNIS
DEIN WEG ZUR SCHMERZFREIHEIT

Ein Überblick, was dich im Buch erwartet und wie dir das 360-Grad-Therapiekonzept hilft.

1. WIE SCHMERZEN ENTSTEHEN
2. FASZIEN UND IHRE BEDEUTUNG
3. DEIN KÖRPER UND SEINE BEWEGLICHKEIT
4. EMOTIONEN UND SCHMERZ
5. ROUTINEN FÜR EIN SCHMERZFREIES LEBEN
6. DEIN 360-GRAD-THERAPIE-KONZEPT
7. EINBLICK IN DEIN PERSÖNLICHES WORKBOOK
8. REFLEXION UND ERFOLGSGESCHICHTEN

DEINE SCHMERZFREIHEIT IST MÖGLICH - DEIN WEG ZU EINEM SCHMERZFREIEN UND ERFÜLLTEN LEBEN

Herzlich willkommen und schön, dass du hier bist! Du hältst dieses Buch in den Händen, weil du vermutlich bereits viele Erfahrungen mit Schmerzen gemacht hast – körperlich, vielleicht auch emotional. Aber lass mich dir eines sagen: Schmerzfreiheit ist möglich! Es gibt einen Weg, zurück zu einem beweglichen, gesunden und erfüllten Leben. Und auf diesem Weg möchte ich dich begleiten.

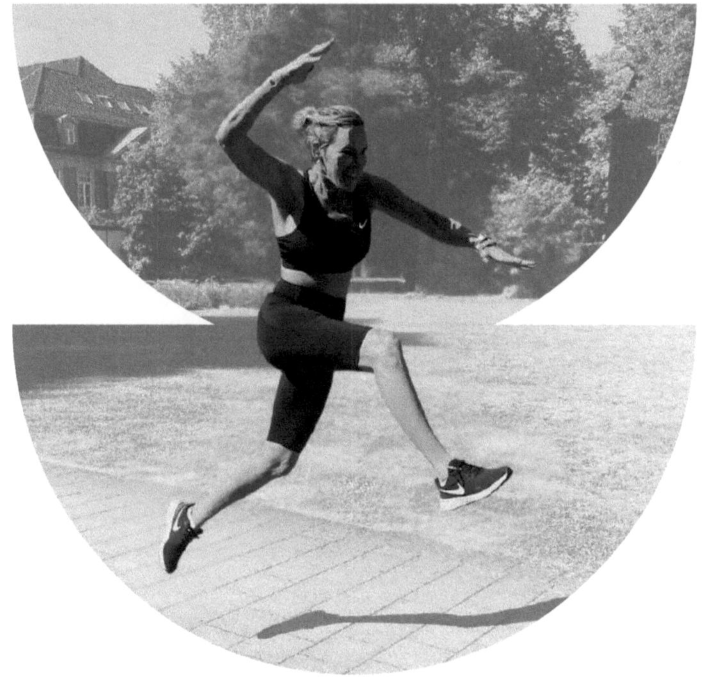

HEY, ICH BIN MICHAELA

Michaela Starck, 52, Heilpraktikerin und Expertin für Schmerzfreiheit. Seit fast 30 Jahren arbeite ich mit Menschen in der Fitness- und Gesundheitsbranche und helfe ihnen, Muskel- und Gelenkschmerzen zu lindern, fitter zu werden und ihre Lebensqualität zurück zu gewinnen. Dabei habe ich erkannt: Schmerzen sind nicht nur ein körperliches Problem. Körper, Geist und Emotionen beeinflussen sich gegenseitig und stehen in ständiger Wechselwirkung. Darum habe ich mein 360-Grad-Therapiekonzept entwickelt: es berücksichtigt alle wichtigen Aspekte deines Lebens – Körper, Geist, Emotionen und dein soziales Umfeld. Denn nur, wenn alle diese Bereiche im Gleichgewicht sind, kannst du nachhaltig schmerzfrei werden.

4
WARUM DU DIESES BUCH LESEN SOLLTEST

In diesem Buch erfährst du, wie du Schmerzen auf natürliche Weise lindern kannst – ganz ohne Medikamente oder invasive Behandlungen.

Ich möchte, dass du die Kontrolle über deinen Körper zurückgewinnst. Du kannst selbst aktiv werden und dein Leben so gestalten, dass Schmerzen nicht länger deinen Alltag bestimmen. Egal, ob es sich um Rückenschmerzen, Hüftprobleme oder andere Beschwerden handelt – in diesem Buch findest du erprobte Methoden, die dir helfen werden, wieder mehr Beweglichkeit und Lebensfreude zu erlangen.
Gemeinsam werden wir:

- **Herausfinden, welche Ursachen deine Schmerzen haben,**

- **Bewegungs- und Dehnübungen kennenlernen die dich wieder in Schwung bringen,**

- **erlernen, wie Ernährung und Stressbewältigung einen großen Unterschied machen können, und**

- **einen Einblick in das Workbook nutzen, um deine Fortschritte festzuhalten und deine Ziele zu erreichen.**

5
KÖRPER, GEIST UND EMOTIONEN.

Es ist kein Zufall, dass du deinen Körper und deine Emotionen als Einheit betrachten solltest. Die moderne Wissenschaft zeigt immer klarer, dass Emotionen, Stress und körperliche Gesundheit untrennbar miteinander verbunden sind. Dieses Zusammenspiel ist auch die Basis meines 360-Grad-Therapiekonzepts.

Die moderne Neurowissenschaft belegt eindrucksvoll, wie stark Emotionen deinen Körper beeinflussen. Das Forschungsgebiet der Psychoneuroimmunologie zeigt, dass Emotionen wie Wut, Trauer oder Angst chemische Reaktionen in deinem Körper auslösen. Diese Reaktionen wirken über Neurotransmitter und Peptide und beeinflussen sowohl dein Immunsystem als auch die Verarbeitung von Schmerz. Eine Studie von Kiecolt-Glaser et al. (2002) belegt, dass chronischer Stress entzündungsfördernde Zytokine erhöht, was das Immunsystem schwächt und Entzündungen im Körper verstärkt (Kiecolt-Glaser et al., 2002).

Schmerz ist also viel mehr als nur ein körperliches Signal. Dein Gehirn interpretiert ihn auch als emotionales und soziales Erlebnis. Das bedeutet, dass körperliche, emotionale und soziale Faktoren eng miteinander verbunden sind und unbedingt berücksichtigt werden sollten, wenn du Schmerzen lindern möchtest. Eccleston et al. (2009) zeigen in ihrer Studie, dass eine ganzheitliche multimodale Schmerztherapie, die körperliche, emotionale und soziale Ansätze kombiniert, zu einer signifikanten Verbesserung der Lebensqualität führt (Eccleston et al., 2009).

GANZHEITLICH RUNDUM

Ganzheitliche Medizin: Der Wandel vom reinen Symptomdenken zur Heilung auf allen Ebenen

Die moderne Medizin hat lange versucht, Schmerzen isoliert zu behandeln – oft mit Medikamenten, die zwar kurzfristige Linderung bringen, aber die Ursachen nicht lösen. Doch die Wissenschaft hat inzwischen erkannt, dass Schmerz vielschichtig ist und nicht nur den Körper, sondern auch die Psyche und das soziale Umfeld beeinflusst. Deshalb hat sich die multimodale Schmerztherapie als Goldstandard etabliert – eine Kombination aus körperlichen, psychologischen und sozialen Interventionen, die gemeinsam nachhaltige Veränderungen bewirken können.

Eine umfassende Metaanalyse von Eccleston et al. (2009) zeigt, dass psychologische Interventionen – darunter Achtsamkeitstraining, kognitive Verhaltenstherapie und Schmerzbewältigungsstrategien – einen signifikanten Einfluss auf die Schmerzwahrnehmung und Lebensqualität haben. Menschen, die ihren Körper ganzheitlich betrachten, also sowohl Bewegung als auch mentale Techniken und emotionale Verarbeitung in ihre Therapie integrieren, erleben nicht nur eine Reduktion ihrer Schmerzen, sondern auch ein tieferes Gefühl von Kontrolle und Selbstwirksamkeit.

Schmerz ist kein Feind, den es zu bekämpfen gilt. Er ist ein Signal – ein Weckruf deines Körpers, der dir zeigt, wo etwas aus dem Gleichgewicht geraten ist. Die entscheidende Frage ist: Wie gehst du mit diesem Signal um?

Warum spielt das für dich eine Rolle? Dein Weg zur echten Veränderung

Mit meinem 360-Grad-Therapiekonzept biete ich dir genau diesen ganzheitlichen Ansatz. Denn Schmerz ist nicht nur ein körperliches Phänomen – er ist tief mit deiner inneren Welt verbunden.

☞ Bewegung als Medizin: Wissenschaftlich belegt ist, dass regelmäßige, gezielte Bewegung nicht nur deine Muskeln und Gelenke stärkt, sondern auch den Cortisolspiegel senkt und gleichzeitig die Produktion von Endorphinen ankurbelt – körpereigene Botenstoffe, die als natürliche Schmerzmittel wirken.

☞ Emotionale Verarbeitung: Unverarbeitete Emotionen wirken wie gespeicherte Spannungen in deinem Körper. Vielleicht hast du es selbst schon erlebt: Wenn du lange Zeit unter Druck stehst, verkrampft sich dein Nacken, deine Schultern sind hart wie Stein. Stress, Ängste und ungelöste emotionale Konflikte hinterlassen Spuren in deinem Gewebe und können Schmerzen aufrechterhalten oder sogar verstärken.

☞ Mentale Stärke & Umprogrammierung: Dein Gehirn ist formbar – durch gezielte Achtsamkeits- und Wahrnehmungstechniken kannst du dein Schmerzempfinden verändern. Was wäre, wenn du lernst, Schmerzen nicht nur zu lindern, sondern deine gesamte Wahrnehmung zu transformieren?

◆ Stell dir vor, du wachst auf und fühlst dich nicht mehr von Schmerzen bestimmt.

◆ Stell dir vor, du hast Strategien, um dein Nervensystem selbst zu beruhigen.

◆ Stell dir vor, du gewinnst Tag für Tag mehr Freiheit zurück.

Das ist kein Traum. Es ist wissenschaftlich fundierte Realität – und du kannst diesen Weg gehen.

Dein Körper ist nicht kaputt. Du brauchst ihn nicht zu „reparieren". Aber du kannst ihm helfen, sich wieder in Balance zu bringen. Und ich zeige dir, wie.

01

DIE HÄUFIGSTEN URSACHEN VON SCHMERZEN

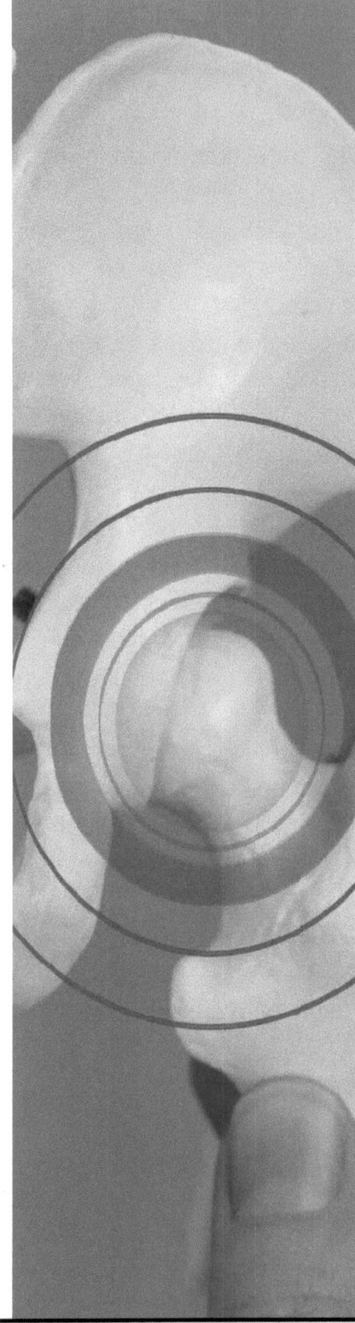

Du bist nicht allein. Viele Frauen erleben es: Plötzlich werden Schmerzen in der Hüfte, im Rücken oder in den Knien zu ständigen Begleitern. Diese Schmerzen sind nicht nur lästig, sie schränken auch deine Bewegungsfreiheit ein und können die Lebensqualität massiv beeinträchtigen

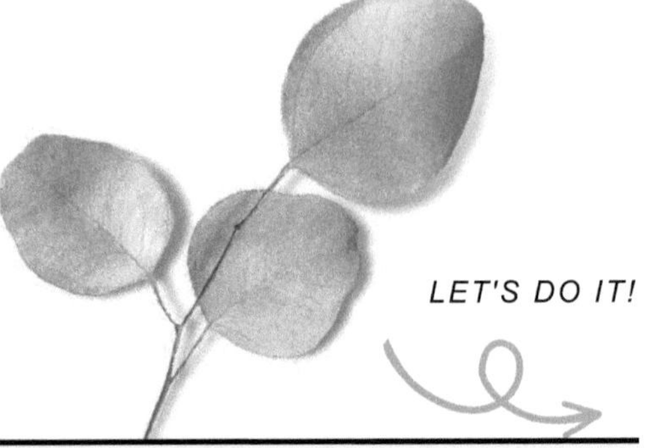

LET'S DO IT!

SCHMERZ-ERKLÄRUNG UND DIE PRAXIS:

Der Schlüssel zu schmerzfreier Bewegung

In meiner Praxis arbeite ich nach einem Ansatz, der darauf basiert, dass viele Schmerzen nicht zwingend durch strukturelle Schäden wie Arthrose oder Bandscheibenvorfälle entstehen, sondern durch muskulär-fasziale Verspannungen und Fehlbelastungen. Diese Idee geht auf das Schmerzerklärungsmodell von Liebscher & Bracht zurück und hat sich in der Behandlung meiner Patienten und Klienten als äußerst wirksam erwiesen.

Schmerz als Warnsignal deines Körpers

Nach diesem Modell sind Schmerzen oft nicht das Ergebnis von physischen Schäden, sondern vielmehr ein Warnsignal des Körpers, um dich vor einer Überlastung zu schützen. Über Jahre hinweg entwickeln sich durch ungünstige Bewegungsmuster, Fehlhaltungen und Bewegungsmangel muskuläre und fasziale Fehlspannungen. Gelenke werden dadurch falsch belastet, was langfristig Schmerzen verursacht. Der Körper signalisiert Schmerzen, um dich darauf aufmerksam zu machen, dass du etwas ändern solltest – noch bevor ein tatsächlicher Schaden entsteht. Das Problem: Die Zeichen werden ignoriert oder mittels Schmerzmittel unterdrückt, bis es irgendwann nicht mehr auszuhalten ist und oft auch ein Schaden entstehen kann.

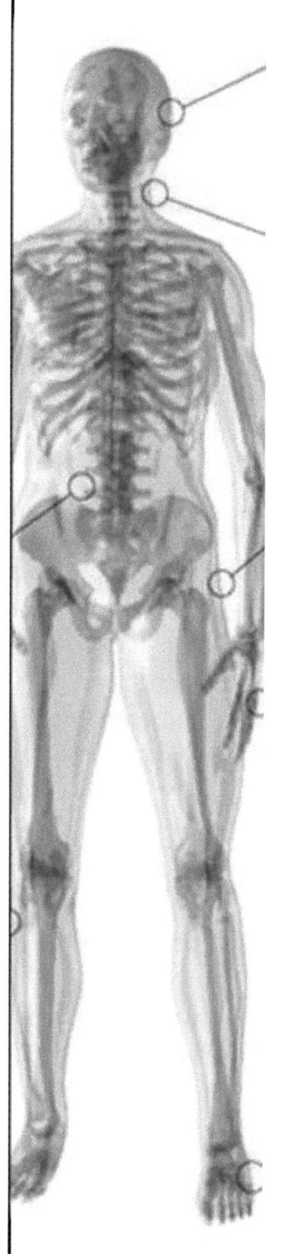

DEINE FASZIEN –
DAS UNSICHTBARE NETZ, DAS DICH ZUSAMMENHÄLT

Vielleicht hast du schon von Faszien gehört – dieses Netzwerk aus Bindegewebe, das deinen ganzen Körper durchzieht, Muskeln und Organe umhüllt und für Stabilität, Schutz und Beweglichkeit sorgt.

Faszien sind viel mehr als nur "elastisches Gewebe" – sie sind entscheidend für dein Körperbewusstsein.

Stell dir vor, sie sind wie ein unsichtbares Netz, das alles miteinander verbindet. Doch ohne regelmäßige Bewegung kann dieses Netz "verkleben", was deine Beweglichkeit einschränkt und Schmerzen verursacht. Das bedeutet, dass das Gewebe steifer wird und nicht mehr frei über die darunterliegenden Strukturen gleitet. Dadurch entstehen Spannungen, die den Druck auf Muskeln und Gelenke erhöhen und Schmerzen verursachen können und deine Beweglichkeit einschränkt.

Die gute Nachricht ist:

Du kannst etwas tun! Mit gezielten Dehnübungen und Faszienmassagen kannst du diese Verklebungen lösen und die Elastizität deines Körpers zurückgewinnen. So steigerst du nicht nur dein Wohlbefinden, sondern auch deine Beweglichkeit. Du wirst spüren, wie du Schritt für Schritt wieder freier und schmerzfrei wirst!

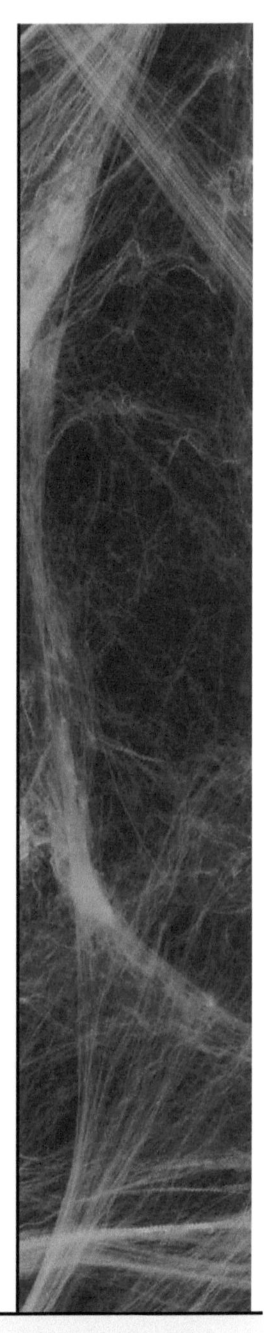

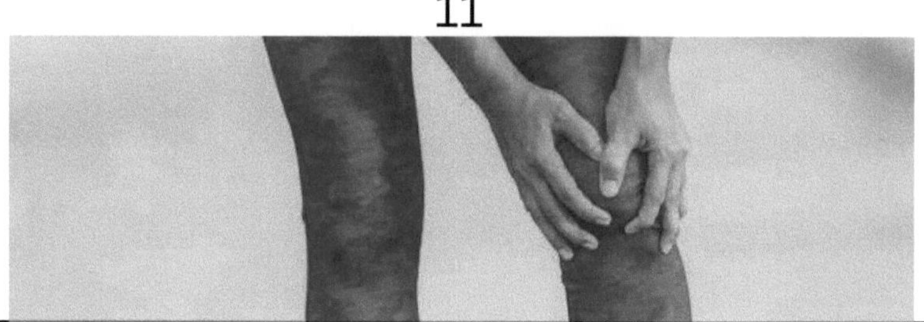

ARTHROSE UND KNIESCHMERZEN AUS EINER ANDEREN PERSPEKTIVE

Nehmen wir das Beispiel der Arthrose, besonders im Kniebereich. Während sie oft als Zeichen von Gelenkverschleiß verstanden wird, zeigt meine Erfahrung, dass viele Schmerzen durch muskuläre Fehlspannungen verursacht werden. Diese Spannungen entstehen durch Fehlhaltungen und einseitige Belastungen, die die Muskulatur rund um das Knie verhärten lassen.

In meiner Praxis habe ich festgestellt, dass der Schmerz im Knie meist kein direktes Zeichen für den Gelenkverschleiß ist. Stattdessen ist er das Ergebnis von Verspannungen, die Druck auf die Gelenke ausüben und so Schmerzen verursachen. Der Körper sendet diese Schmerzsignale aus, um vor weiterer Überlastung zu warnen.

Die Lösung: Durch das gezielte Drücken sogenannter Schmerzrezeptoren Punkte , individuelle Bewegungs- und Dehnübungen kannst du diese muskulären Fehlspannungen lösen. So wird der Druck auf das Kniegelenk verringert, und die Schmerzen lassen nach. Die Praxis zeigt, dass du dadurch langfristig oft invasive Maßnahmen, wie Operationen, verzichten kannst.

Übrigens:
Neue Forschungsergebnisse zeigen: Knorpel kann regenerieren. Dafür braucht es aber gute Voraussetzung. Warte also nicht, bis es zu spät ist!

02

ÜBUNGEN FÜR SCHMERZFREIE HÜFTE, KNIE UND RÜCKEN

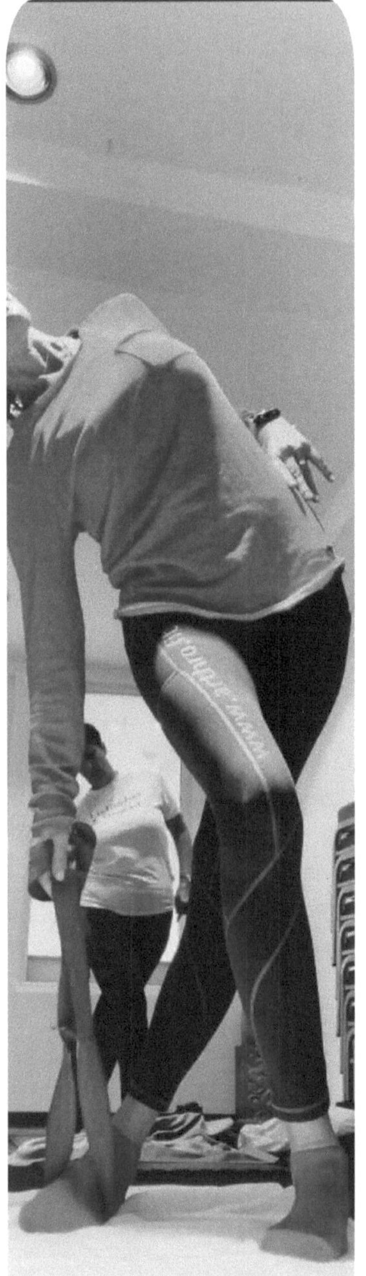

Du fragst dich vielleicht: "Wie soll ich bei all den Schmerzen noch Bewegung in meinen Alltag integrieren?" Die Antwort ist ganz einfach: Mit gezielten, sanften Übungen, die dich nicht überfordern, aber unglaublich effektiv sind!

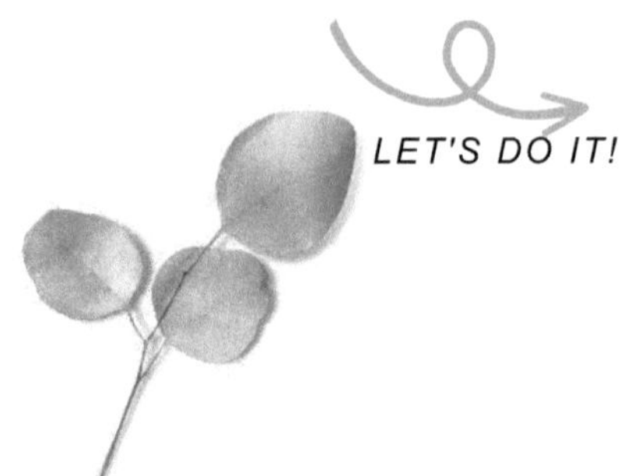

LET'S DO IT!

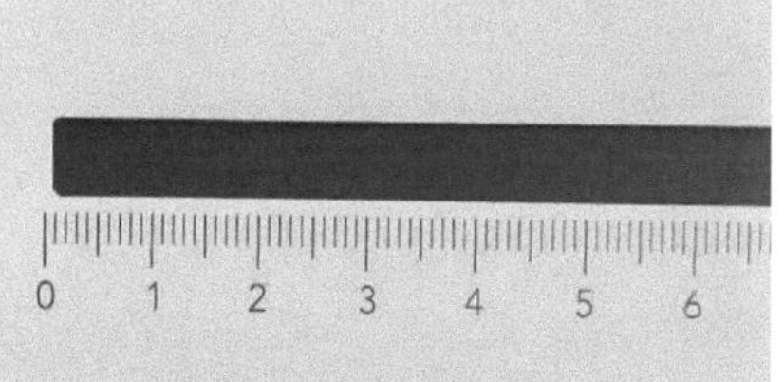

SO FÜHRST DU DIE ÜBUNGEN AUS:

Ich möchte dir einige meiner besten Übungen vorstellen, die dir helfen werden, wieder beweglicher zu werden und deine Schmerzen zu lindern.

Achte bei den Übungen immer auf deine persönliche Schmerzskala von 1 bis 10. 1 bedeutet, du spürst nichts, 10, das du mental oder körperlich gegenspannst, z.B. den Atem anhältst. Dein Ziel ist ein „Wohlfühlschmerz" zwischen 8 und 9 – das bedeutet, dass du zwar einen deutlichen Dehnreiz spürst, dieser aber noch angenehm bleibt. Ganz wichtig: Geh niemals über 10 hinaus! Du solltest trotz des Dehnens entspannt und ruhig atmen können und weder körperlich noch mental gegen den Schmerz ankämpfen müssen. Du bist unsicher? Dann pfeife oder singe dein Lieblingslied beim Üben.

Falls die Dehnung zu intensiv ist, hast du wahrscheinlich zu schnell oder zu stark in die Übung hineingearbeitet. Kein Grund aufzuhören – reduziere einfach die Intensität und fahre mit der Dehnung fort.

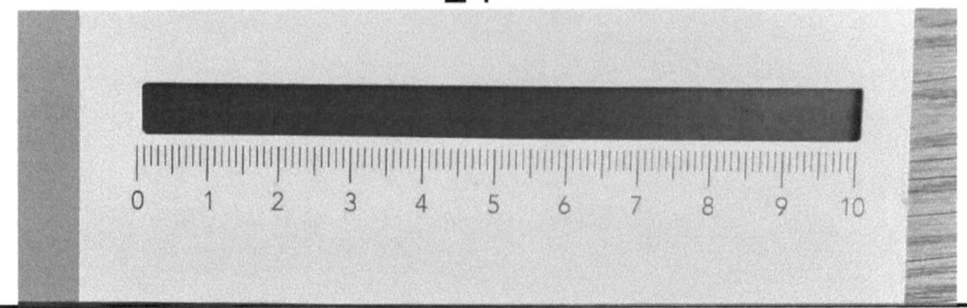

SO FÜHRST DU DIE ÜBUNGEN AUS:

Wichtige Tipps für deine Dehnroutine:

- Bleibe in den einzelnen Dehnungen für 2 bis 2,5 Minuten – nicht weniger!
- Gehe nicht über Deinen Wert von 9,5
- Bist du Anfänger oder der Schmerz ist noch zu stark, steigere dich langsam und in deinem eigenen Tempo.
-

Denke daran, dass Dehnungen, die nur für ein paar Sekunden gehalten werden, kaum den gewünschten Effekt haben, wenn es um die nachhaltige Schmerzlinderung geht. Konzentriere dich lieber auf länger anhaltende, sanfte Dehnungen für maximale Wirkung!

Nun liegt es an dir! Jede Bewegung, egal wie klein, bringt dich deinem Ziel näher. Fühle bewusst in deinen Körper hinein. Spüre, was sich bewegt. Beginne gleich mit der ersten Übung. Dein Körper wird es dir danken!

Denk daran:
Diese Übungen sind allgemeine Vorschläge. Wenn du individuelle, auf dich abgestimmte Übungen und Techniken möchtest, vereinbare gerne ein unverbindliches Beratungsgespräch (Link am Ende des Buches)

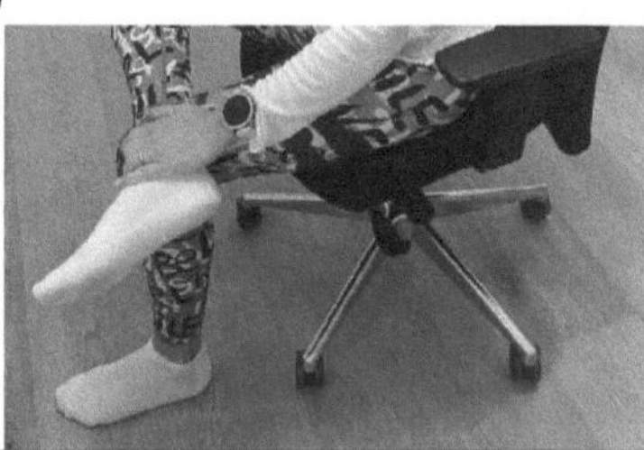

ÜBUNG BEI ISG, GESÄSS UND HÜFT-BESCHWERDEN

Wahrscheinlich werden deine Schmerzen direkt etwas weniger sein nach der Übung.

- Lege den Unterschenkel des rechten Beins auf dein linkes Knie. Das rechte Bein sollte in der Kniekehle zu 90 Grad angewinkelt sein.
- Halte dein rechtes Knie mit der rechten Hand und das rechte Fußgelenk mit der linken Hand fest.
- Gehe mit deinem Rücken ins Hohlkreuz.
- In dieser geraden Sitzposition gehst du mit deinem Oberkörper nach vorn.
- Halte die Position für 2 – 2,5 Minuten in der Intensität, wie oben beschrieben. Passe die Intensität also immer wieder an.

Die Übung hilft bei Gesäß-, ISG- und Hüftschmerzen, weil sie die verspannten Muskeln und Faszien im Gesäßbereich dehnt, insbesondere den Piriformis-Muskel,

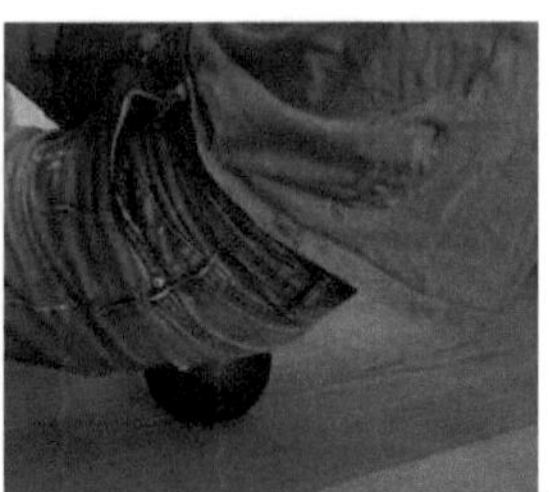

ÜBUNG BEI ISG, GESÄSS UND HÜFT-BESCHWERDEN

Durch die Dehnung wird Druck vom Iliosakralgelenk (ISG) genommen und die Beweglichkeit in der Hüfte verbessert.

Die passende Faszien-Rollmassage für dein Gesäß
- Setze dich am Boden mit der linken Gesäßhälfte auf deinen Faszienball (oder ähnlichen Ball)
- Stütze dich mit ausgestreckten Armen ab. Das linke Bein ist gestreckt, das rechte angewinkelt.
- Suche am äußeren Gesäßrand nach empfindlichen Stellen. Rolle von dort in kleinen Spiralbewegungen über das Gesäß nach oben.
- Bei zu hoher Intensität, stelle beide Füße auf und reduziere das Gewicht auf den Ball
- Rolle nach innen zum Rand des Kreuzbeins und suche den gesamten Bereich ab. An besonders empfindlichen Stellen kannst du etwas länger kreisen.
- Setze dich langsam von der Kugel ab und wiederhole die beschriebenen Schritte auf der rechten Seite.

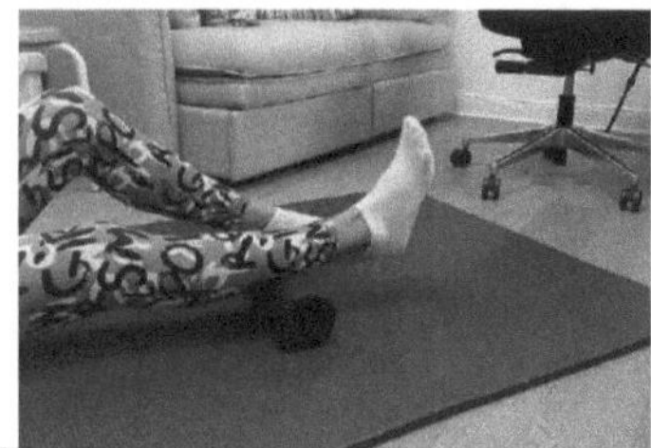
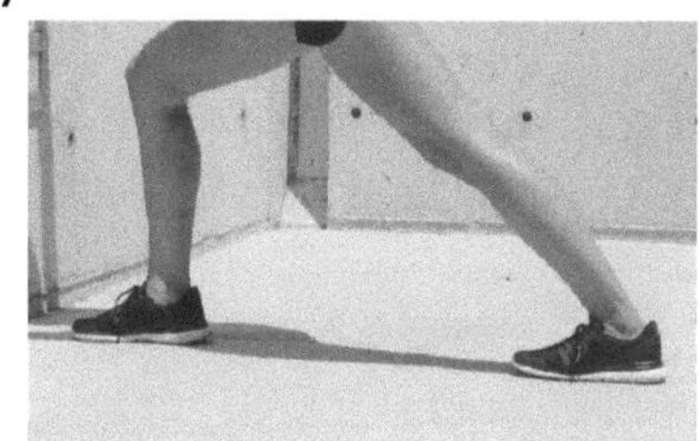

WADEN ÜBUNG
BEI PROBLEME IM KNIE

Für diese Waden-Übung stellst du dich an eine Wand.
- Stelle dich mit dem linken Fuß an die Wand und stütze dich mit deinen Händen ab, damit du dein Gleichgewicht gut halten kannst. Gehe jetzt mit dem rechten Fuß weit nach hinten.
- Dein linkes Bein beugt sich ein wenig. Achte darauf, dass dein rechtes Bein gestreckt bleibt
- und du mit der gesamten Ferse den Boden berührst. Dein Fuss steht gerade.
- Halte die Übung für 2 bis 2,5 Minuten.

Eine Variante, die tiefer geht:
- Beuge jetzt auch das Knie des rechten Beines ein wenig. Du spürst sofort eine intensivere Dehnung in deiner Wade und Fußsohle.
- Halte die Übung für 2 bis 2,5 Minuten.

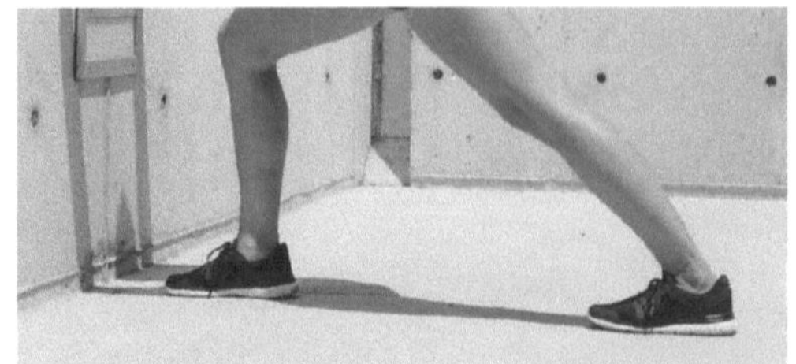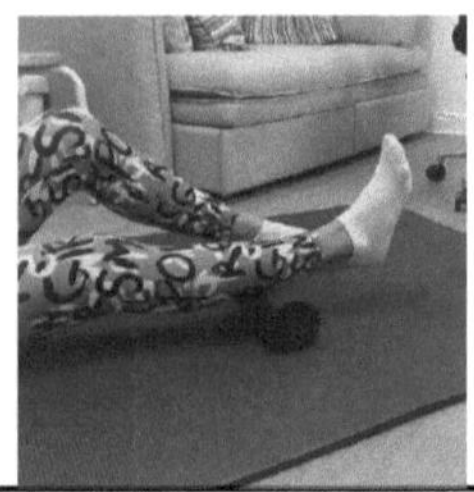

WADEN ÜBUNG
BEI PROBLEME IM KNIE

Die Übung hilft schnell, die Spannung in der Wadenmuskulatur und den Faszien verringert. Diese Spannungen können über Muskelketten das Kniegelenk belasten. Durch gezieltes Dehnen wird der Druck auf das Knie reduziert, was die Beweglichkeit verbessert und Schmerzen lindert.

Faszien-Rollmassage
Rolle mit deiner Faszienrolle alle Seiten deiner Beine ab. Beginnend unten an der Wade, bis hoch zum Ende des Oberschenkels; von vorne, hinten, außen und innen. Für die Innenseite nimmst du am besten eine kleinere Rolle, damit kannst du besser einen gleichbleibenden Druck halten.

Du kannst rollen, in dem du das Bein auf der Rolle ablegst oder mit der Rolle in den Händen deine Beine abrollst - je nach Empfindlichkeit.

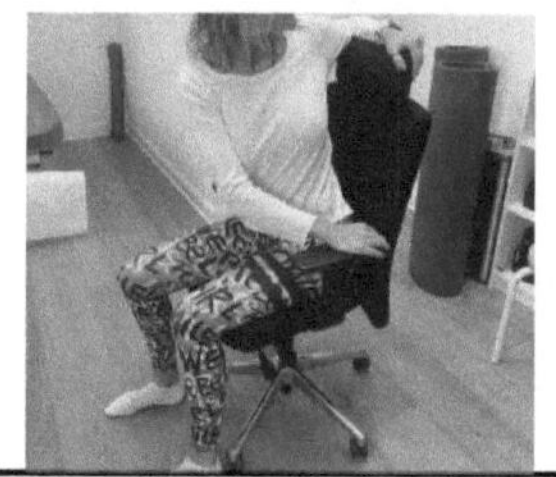
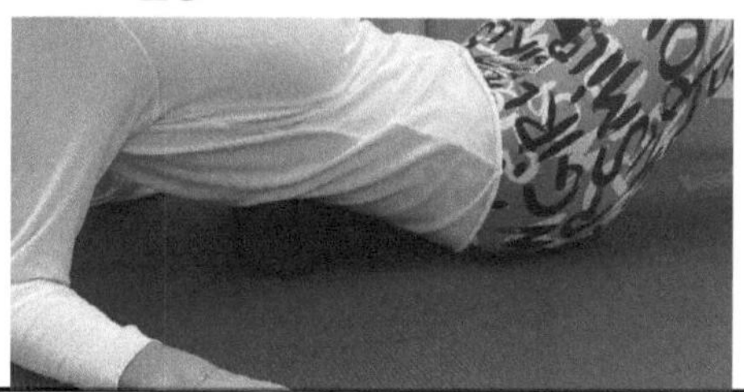

ÜBUNG BEI „RÜCKEN"

Setze Dich aufrecht auf einen Stuhl mit Lehne

- Setze dich so, dass du nach rechts hinter dich an die Stuhllehne greifen kannst.
- Sitze aufrecht und ziehe deinen Oberkörper in die Drehung.
- Steigere dich mit der Ausatmung.
- Halte die Übung für 2 bis 2,5 Minuten.
- Rotiere auch auf die linke Seite.

Eine Variante:

Du kannst zusätzlich eine Hand an dein Kinn legen und die Rotation dadurch in der Halswirbelsäule intensivieren.

Denke daran: Immer langsam und vorsichtig! Übertreibe nicht und steigere dich langsam!

Faszien-Rollmassage für den unteren Rücken

- ·Setze dich auf eine Faszienrolle und rolle langsam vom unteren Rücken bis zu den Schultern.Suche gezielt nach schmerzhaften Punkten und bearbeite diese Stellen besonders intensiv.
- Rolle täglich einige Minuten, um Verklebungen zu lösen und die Durchblutung zu fördern.

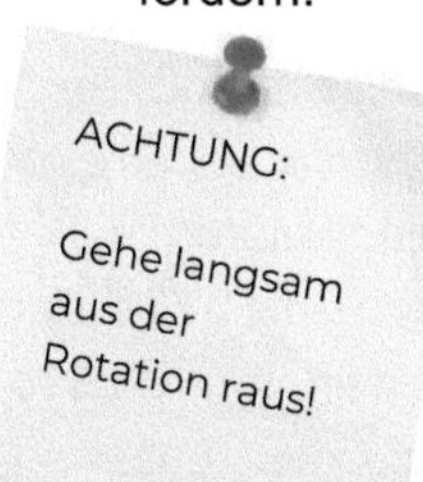

WARUM ROLLEN HILFT

Faszien sind reich an Schmerzrezeptoren, weshalb sie eine entscheidende Rolle bei der Entstehung und Wahrnehmung von Schmerzen spielen. Wenn Faszien durch Fehlbelastung, Bewegungsmangel oder Stress verkleben oder verhärten, kann dies zu Schmerzen und Bewegungseinschränkungen führen.

Das Faszienrollen, auch bekannt als myofasziale Selbstmassage, hilft dabei, diese Verklebungen zu lösen und Schmerzen zu lindern. Durch den Druck der Rolle wird das Gewebe massiert und besser durchblutet, was die Versorgung mit Nährstoffen und Sauerstoff verbessert. Gleichzeitig fördert das Rollen den Abtransport von Abfallstoffen und Flüssigkeitseinlagerungen im Gewebe

.

Beim Rollen wird die Spannung in den Faszien reduziert, was zu einer sofortigen Schmerzlinderung führen kann. Durch das regelmäßige Ausrollen bleiben die Faszien geschmeidig und elastisch, was langfristig die Beweglichkeit verbessert und Verspannungen vorbeugt. Besonders bei chronischen Schmerzen oder muskulären
Beschwerden kann die Faszienrolle eine effektive Methode sein, um das Wohlbefinden zu steigern und die Lebensqualität zu verbessern.

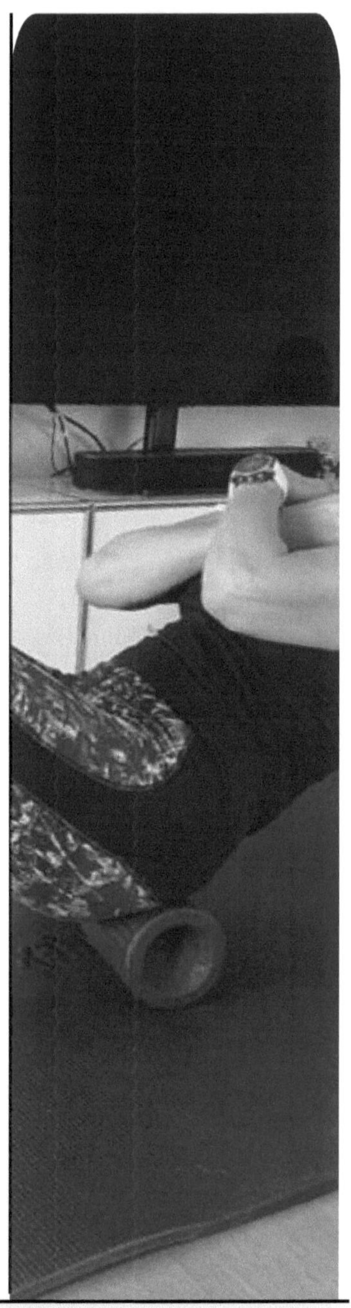

03

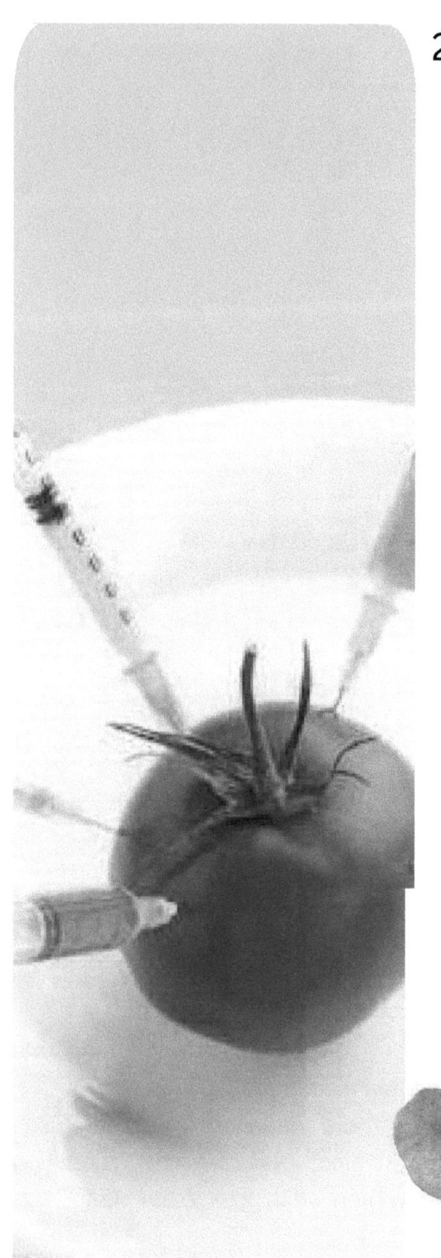

ERNÄHRUNG UND SCHMERZ FREIHEIT

Wusstest du, dass die richtige Ernährung dir helfen kann, deine Schmerzen zu reduzieren? Entzündungen sind eine der Hauptursachen für chronische Schmerzen – und du kannst sie durch eine gezielte Ernährungsumstellung bekämpfen!

LET'S DO IT!

ENTZÜNDUNGS- HEMMENDE ERNÄHRUNG

Warum ist das so wichtig?
Chronische Entzündungen entstehen durch Stress, Bewegungsmangel und eine ungesunde Ernährung. Zucker und verarbeitete Kohlenhydrate fördern Entzündungen und verstärken Schmerzen. Besonders raffinierter Zucker kann das Immunsystem schwächen und Entzündungen im Körper auslösen.
Im Gegensatz dazu gibt es viele Lebensmittel, die natürliche entzündungshemmende Eigenschaften besitzen und dir helfen können, deine Schmerzen zu lindern.

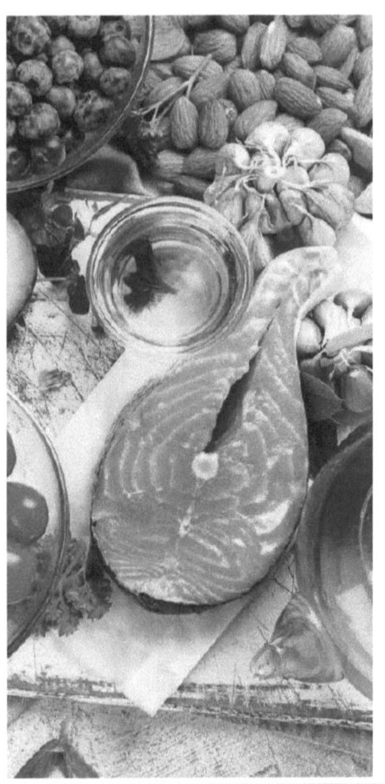

Die Top 5 entzündungshemmenden Lebensmittel

- **Kurkuma**: Curcumin, der Wirkstoff in Kurkuma, ist eines der wirksamsten entzündungshemmenden Mittel. Es hilft, den Entzündungsprozess im Körper zu stoppen und wirkt direkt auf die Schmerzursachen ein.
- **Ingwer**: Dieser natürliche Schmerzstiller fördert die Durchblutung und lindert Entzündungen, besonders bei Gelenkschmerzen.
- **Omega-3-Fettsäuren**: Diese Fettsäuren, die vor allem in fettem Fisch wie Lachs und in Walnüssen enthalten sind, hemmen die Produktion entzündungsfördernder Enzyme und wirken sich positiv auf das Herz-Kreislauf-System aus.

- **Beeren:** Beeren wie Blaubeeren und Himbeeren sind reich an Antioxidantien, die die Zellgesundheit fördern und Entzündungen bekämpfen. Sie schützen die Zellen vor oxidativem Stress, der Entzündungen im Körper begünstigen kann.
- **Grünes Blattgemüse:** Spinat, Grünkohl und andere grüne Gemüsesorten enthalten hohe Mengen an Vitaminen und Mineralstoffen, die das Immunsystem unterstützen und Entzündungen reduzieren. Sie liefern zusätzlich Ballaststoffe, die den Darm gesund halten und ebenfalls entzündungshemmend wirken.

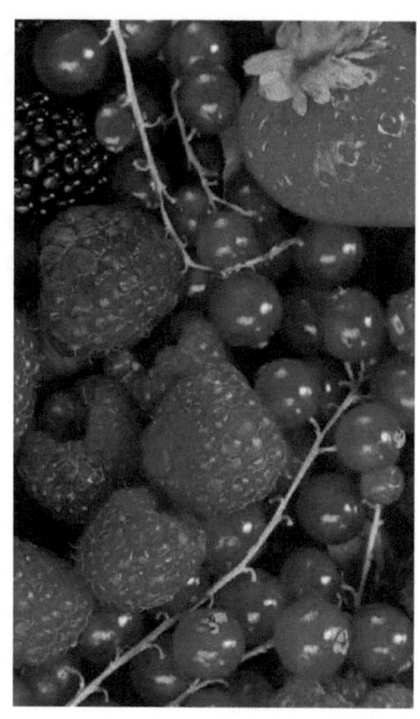

ENTZÜNDUNGSFÖRDERNDE LEBENSMITTEL

- **Zucker und süße Speisen:** Zucker erhöht das Entzündungsrisiko und schwächt das Immunsystem. Durch den schnellen Anstieg des Blutzuckers wird der Körper in einen Stresszustand versetzt, was Entzündungsprozesse begünstigt.
- **Verarbeitete Kohlenhydrate:** Produkte wie Weißbrot oder Gebäck lassen den Blutzuckerspiegel rapide ansteigen und fördern so Entzündungen.
- **Frittierte Lebensmittel:** Transfette in frittierten Speisen sind stark entzündungsfördernd. Sie behindern zudem die Funktion der Zellen und erhöhen das Risiko für chronische Entzündungen.
- **Wurstwaren:** Besonders verarbeitetes Fleisch wie Wurst enthält chemische Verbindungen, z.B. Nitride, die im Körper Entzündungen auslösen können.

REZEPTE FÜR DEN ALLTAG

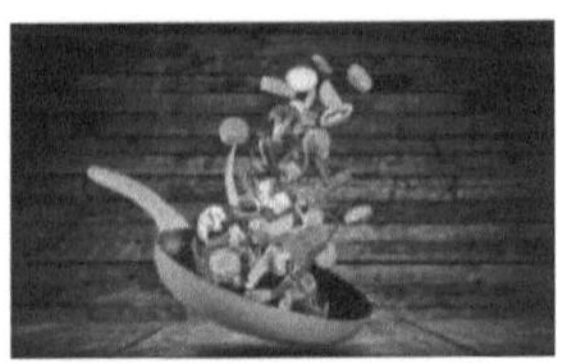

Quinoa-Salat mit Lachs und Walnüssen

- 100 g Quinoa
- 150 g Lachsfilet
- 1 EL Walnüsse, gehackt
- Spinat und Rucola

Zubereitung:

Quinoa kochen. Lachsfilet anbraten und in Stücke schneiden. Zusammen mit Walnüssen und Salatblättern vermischen.

Rote-Linsen-Dal mit Kurkuma

- 200 g rote Linsen
- 1 TL Kurkuma
- 1 Zwiebel
- 2 Tomaten
- 1 TL Kreuzkümmel

Zubereitung:

Zwiebeln und Tomaten anbraten. Linsen und Gewürze hinzufügen, mit Wasser aufkochen und 20 Minuten köcheln lassen.

Süßkartoffel-Kokos-Suppe

- 1 große Süßkartoffel
- 1 Dose Kokosmilch
- 1 TL Curry
- 1 Zwiebel

Zubereitung:

Süßkartoffel und Zwiebel anbraten. Kokosmilch und Curry hinzufügen, aufkochen und pürieren.

Gemüsepfanne mit Süßkartoffeln

- 1 große Süßkartoffel
- 1 Zucchini
- 1 rote Paprika
- 1 Karotte
- 1 TL frisch geriebener Ingwer
- 1 TL Kurkuma
- 1 Zwiebel
- 2 EL Olivenöl
- Salz und Pfeffer nach Geschmack
- Frische Petersilie zum Garnieren

Zubereitung:

Süßkartoffel, Zucchini, Paprika und Karotte in Stücke schneiden. Zwiebel mit Ingwer und Kurkuma in Olivenöl anbraten. Süßkartoffeln hinzufügen und 10 Minuten braten. Restliches Gemüse dazugeben und weitere 5–7 Minuten garen. Mit Salz, Pfeffer und Petersilie abschmecken.

Diese Mahlzeiten sind nicht nur lecker, sondern auch reich an Nährstoffen, die dein Immunsystem stärken und Entzündungen entgegenwirken.

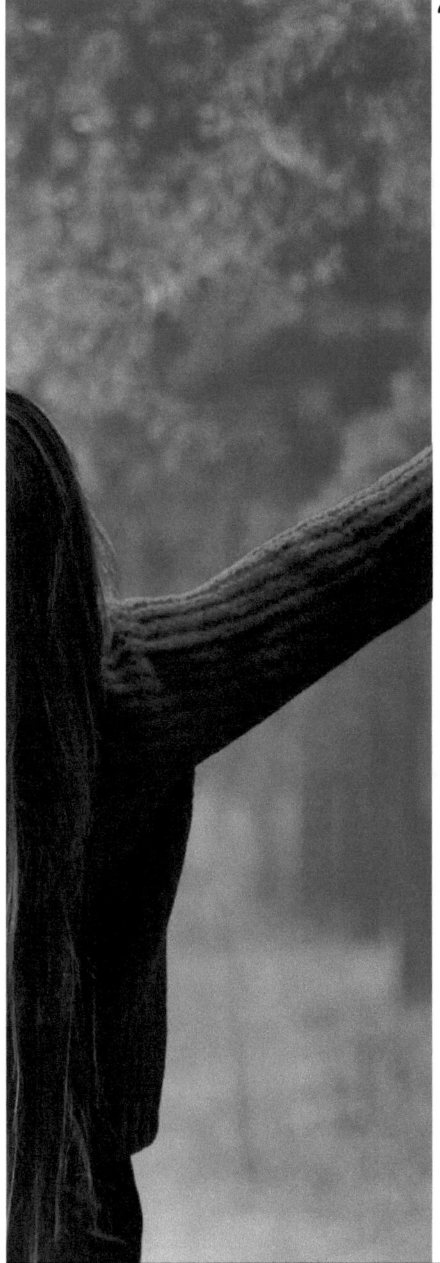

04

STRESS-BEWÄLTIGUNG UND MENTALE GESUNDHEIT

Du weißt es sicherlich schon: Stress macht alles schlimmer – auch Schmerzen. Dauernder Stress versetzt deinen Körper in einen dauerhaften Alarmzustand. Der erhöhte Cortisolspiegel führt nicht nur zu Entzündungen, die Schmerzen verstärken können, sondern kann auch die Regenerationsfähigkeit deines Körpers beeinträchtigen. Cortisol, das sogenannte Stresshormon, verstärkt Entzündungen und sorgt dafür, dass Schmerzen intensiver wahrgenommen werden.

DIE VERBINDUNG ZWISCHEN STRESS UND SCHMERZEN

Wenn du ständig unter Stress stehst, versetzt sich dein Körper in den „Kampf-oder-Flucht-Modus". Dabei spielen die Hormone Adrenalin und Cortisol eine entscheidende Rolle. Adrenalin versetzt deinen Körper bei akutem Stress sofort in Alarmbereitschaft, was zu einem schnellen Energieschub und erhöhter Herzfrequenz führt.

Kurzfristig ist dieser Zustand nützlich, doch bei dauerhaftem Stress bleibt der Körper in dieser angespannten Alarmbereitschaft. Cortisol wirkt hingegen langfristiger: Es baut sich bei anhaltendem Stress langsam auf und hält den Körper über längere Zeiträume im Alarmzustand.

Während Adrenalin für die schnelle Reaktion sorgt, hält Cortisol diesen Zustand aufrecht, was zu vermehrten Entzündungen und intensiverer Schmerzwahrnehmung führen kann.

Ein hoher Cortisolspiegel hat aber noch weitere gesundheitliche Auswirkungen: Er kann das Immunsystem schwächen, den Blutdruck erhöhen und sogar die Fettverbrennung hemmen – was zu Übergewicht führt oder es schwerer macht, abzunehmen. Dadurch entsteht ein Kreislauf aus Anspannung, Schmerz und weiteren gesundheitlichen Problemen. Mit gezielten Techniken kannst du diesen Kreislauf durchbrechen, Stress abbauen und so deine Schmerzwahrnehmung sowie deine allgemeine Gesundheit positiv verbessern

Cortison: Vorsicht bei langfristiger Anwendung
Cortison, abgeleitet aus Cortisol, wird oft zur Behandlung von Entzündungen und Schmerzen eingesetzt. Es kann bei akuten Beschwerden hilfreich sein, jedoch kann eine langfristige Einnahme von Medikamenten wie Osteoporose, erhöhtes Infektionsrisiko und Gewichtszunahme verursachen.

STRESSFREI DURCH ATMEN, WORTE UND ACHTSAMKEIT

Positive Affirmationen für mehr mentale Stärke

Affirmationen sind kurze, positive Sätze, die dir helfen, negative Gedanken durch positive zu ersetzen und dein Unterbewusstsein neu zu programmieren. Dabei ist es wichtig, die Sätze immer positiv zu formulieren. Das hat einen bestimmten Grund:

Unser Unterbewusstsein arbeitet auf eine ganz besondere Weise: Es nimmt die Welt bildhaft und konkret wahr. Das bedeutet, dass es auf klare, positive Bilder viel stärker reagiert als auf abstrakte Konzepte oder Negationen. Wenn du also eine Affirmation wie „Ich will nicht mehr ängstlich sein" verwendest, konzentriert sich dein Unterbewusstsein vor allem auf das Wort „ängstlich". Anstatt den gewünschten Zustand zu fördern, lenkt diese Formulierung die Aufmerksamkeit auf genau das, was du eigentlich vermeiden möchtest. Das „nicht" wird dabei kaum beachtet – und so bleibt das Negative in deinem Bewusstsein hängen.

Ein klassisches Beispiel: Stell dir vor, du sagst „Denke nicht an einen Elefanten". Was passiert? Natürlich denkst du sofort an einen Elefanten, obwohl du es eigentlich vermeiden wolltest.

Genauso funktioniert es mit Affirmationen. Wenn du sagst „Ich mache keine Fehler", bleibt das Wort „Fehler" im Fokus deines Unterbewusstseins. Besser wäre: „Ich handle mit Sorgfalt und Erfolg." Dadurch lenkst du deine Gedanken automatisch auf den positiven Zustand, den du dir wünschst.

Um deinen Fokus auf das Wesentliche zu lenken, schreibe dir diese Sätze auf und sage sie dir jeden Morgen:

LENKE DEINE ENERGIE

- „Ich bin stark und gesund."
- „Ich lebe in voller Gesundheit und Leichtigkeit."
- „Ich bewege mich frei und unbeschwert."
- „Ich bin ruhig und entspannt, egal was passiert."
- „Ich höre auf meinen Körper und kümmere mich um mich selbst."

Deine Notizen dazu

____

____

____

____

____

____

____

ATMEN FÜR MEHR ENTSPANNUNG

Eine einfache Atemübung – die 4-7-8-Technik:

- Atme für 4 Sekunden tief ein.
- Halte den Atem 7 Sekunden lang an.
- Atme 8 Sekunden lang langsam aus.
- Diese Technik beruhigt dein Nervensystem und hilft dir, in stressigen Momenten schnell Ruhe zu finden.

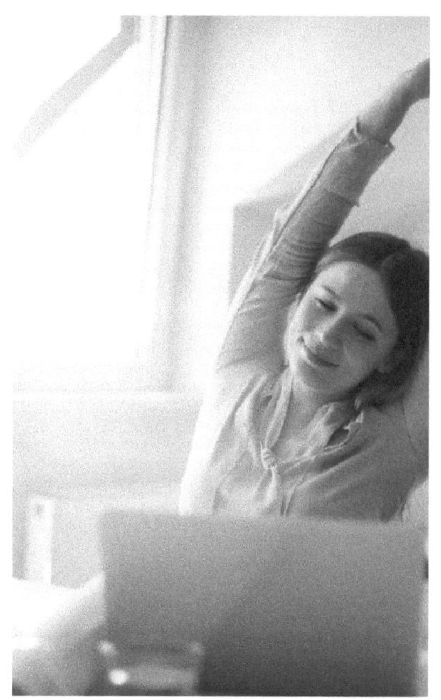

DIE MACHT DER ACHTSAMKEIT

Achtsamkeit ist der Schlüssel, um im Alltag ruhiger zu werden. Sie hilft dir, die Dinge so zu akzeptieren, wie sie sind, ohne dich von deinen Gedanken oder Gefühlen überwältigen zu lassen. Achtsamkeit kann dir helfen, in stressigen Momenten Ruhe zu bewahren und dich wieder auf das Wesentliche zu konzentrieren.

Einfache Übung für Achtsamkeit im Alltag:

- Setze dich morgens für 5 Minuten in Ruhe hin.
- Schließe die Augen und atme tief ein und aus.
- Konzentriere dich auf deinen Atem. Wenn deine Gedanken abschweifen, bringe deine Aufmerksamkeit sanft zurück auf das Ein- und Ausatmen.
- Spüre, wie du ruhiger und gelassener wirst.

05

ROUTINEN FÜR EIN SCHMERZ-FREIES LEBEN

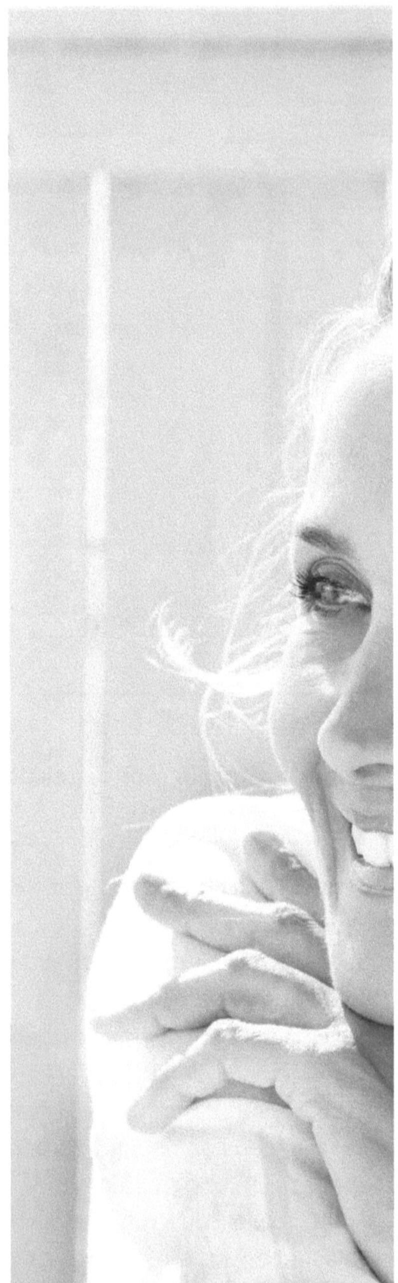

Routine ist der Schlüssel zu einem schmerzfreien Leben. Wenn du deine Übungen, deine Ernährung und deine Entspannungsübungen täglich in deinen Alltag integrierst, wirst du spüren, wie sich dein Körper Tag für Tag leichter und beweglicher anfühlt

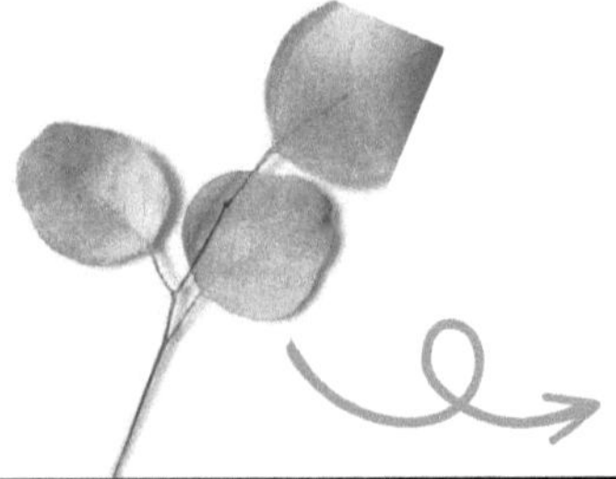

Warum Routinen so wichtig sind

Routinen sind kraftvoll, weil sie deinem Körper und Geist Beständigkeit geben. Indem du regelmäßig gesunde Gewohnheiten pflegst, bringst du deinen Körper ins Gleichgewicht. Studien zeigen, dass es etwa 21 Tage dauert, um neue Gewohnheiten zu etablieren, und etwa 90 Tage, bis sie ein fester Bestandteil deines Lebens werden. Bleib dran, auch wenn es zu Beginn schwierig scheint – mit jedem Tag wirst du spüren, wie du deinem Ziel eines schmerzfreien Lebens näher kommst.

Deine Morgenroutine für einen aktiven Start

Beginne deinen Tag mit kleinen Schritten, die dir Kraft und Energie geben:

- **Ein Glas warmes Wasser mit Zitrone trinken:** Unterstützt die Verdauung und Hydration, bevor du in den Tag startest.
- **5 Minuten sanfte Bewegungs- und Dehnübungen:** Hilft, den Körper nach dem Schlaf zu mobilisieren und Verspannungen zu lösen.
- **5 Minuten Meditation:** Eine kurze Atemübung oder Meditation kann Wunder wirken, um entspannt und fokussiert in den Tag zu starten.

Deine Abendroutine für erholsamen Schlaf

Dein Körper und Geist brauchen auch am Abend einen Moment der Ruhe:

- Dankbarkeitstagebuch: Notiere drei Dinge, für die du an diesem Tag dankbar bist. Diese einfache Übung hilft dir, den Tag positiv abzuschließen und fördert ein Gefühl von Zufriedenheit und Ruhe. So kannst du mit einem positiven Mindset einschlafen und den Stress des Tages loslassen.

Welche Routinen integrierst du sofort in deinen Tag?

06

DEIN 360°-THERAPIE-KONZEPT

AUF DICH ABGESTIMT

Mein 360-Grad-Therapie-Konzept basiert auf der Überzeugung, dass Schmerzen nicht isoliert betrachtet werden können. Sie sind komplex und werden von verschiedenen physischen, mentalen, emotionalen und sozialen Faktoren beeinflusst. Deshalb greift mein Konzept alle diese Bereiche auf, um eine ganzheitliche Genesung zu ermöglichen.

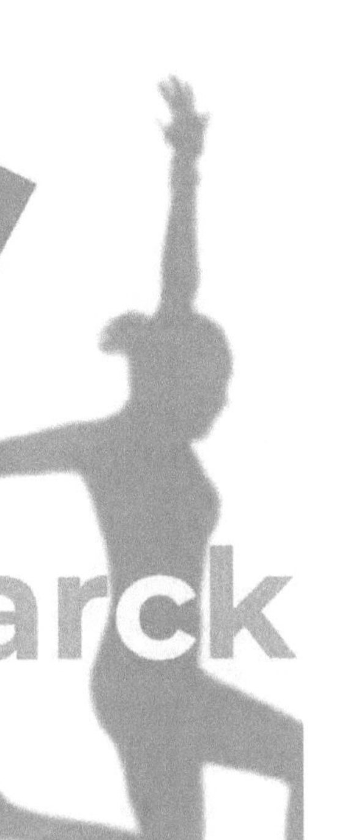

Das Zusammenspiel von Körper, Geist, Emotionen und sozialem Umfeld ist entscheidend für deine Gesundheit und dein Wohlbefinden. Diese Bereiche beeinflussen sich gegenseitig. Emotionale Belastungen wie Stress oder Traumata können im Gehirn Prozesse auslösen, die langfristig körperliche Schmerzen verstärken.

1. KÖRPERLICH: BEWEGUNG & ERNÄHRUNG ALS SCHLÜSSEL

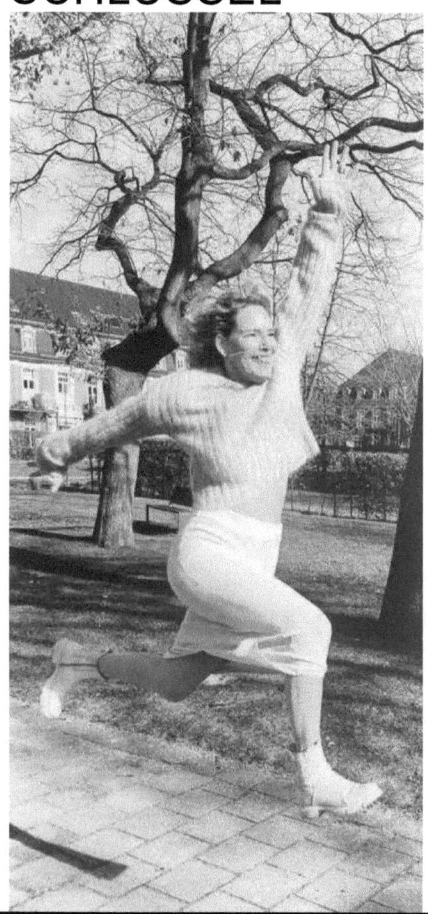

Der erste Schritt zur Schmerzlinderung beginnt mit deinem Körper. Regelmäßige Bewegung und die richtige Ernährung sind grundlegend für dein Wohlbefinden. Bewegung fördert die Durchblutung, löst Verspannungen und hält deine Gelenke und Muskeln geschmeidig. Schon kleine, bewusste Bewegungen im Alltag können hier Großes bewirken.

Alltagstipp: Nutze die vollen Gelenkwinkel – strecke dich, beuge dich, drehe dich regelmäßig. Eine einfache Wadendehnung oder die Dehnung des Hüftbeugers kann dabei Wunder wirken.

Körper und Emotionen im Einklang: Bewegung setzt Glückshormone frei, die deine Stimmung heben und dir helfen, stärker und optimistischer zu sein.

2. EMOTIONAL:
DIE SPRACHE DER GEFÜHLE

Emotionen haben eine immense Kraft und beeinflussen unser körperliches Wohlbefinden. Unverarbeitete Gefühle wie Wut oder Trauer können sich in Form von körperlichen Schmerzen äußern. Wenn du lernst, diese Emotionen zuzulassen und zu verarbeiten, schaffst du Raum für körperliches und emotionales Wohlbefinden.

Oft reicht schon ein Gespräch mit einer vertrauten Person oder das Aufschreiben deiner Gedanken, um emotionale Blockaden zu lösen.

Körper und Emotionen im Einklang: Ein gesunder, beweglicher Körper unterstützt deine emotionale Stabilität. Wenn du körperliche Verspannungen löst, wird auch deine Seele leichter.

3. MENTAL:
DIE MACHT DEINES GEISTES

Deine Gedanken haben einen enormen Einfluss darauf, wie du Schmerzen wahrnimmst. Je mehr du dich auf den Schmerz konzentrierst, desto dominanter wird er. Lerne, deine Gedanken bewusst auf Heilung und Schmerzfreiheit zu lenken.

Stell dir vor, wie es sich anfühlt, schmerzfrei zu sein – diese Visualisierung kann deinem Gehirn helfen, den Schmerz loszulassen. Positive Gedanken lenken die Energie in Richtung Heilung.

Geist und Körper: Stress verstärkt nicht nur das Schmerzempfinden, sondern auch die Entzündungsprozesse im Körper. Techniken zur Stressreduktion wie Meditation, Atemübungen oder Achtsamkeitstraining beruhigen den Geist und fördern die Heilung.

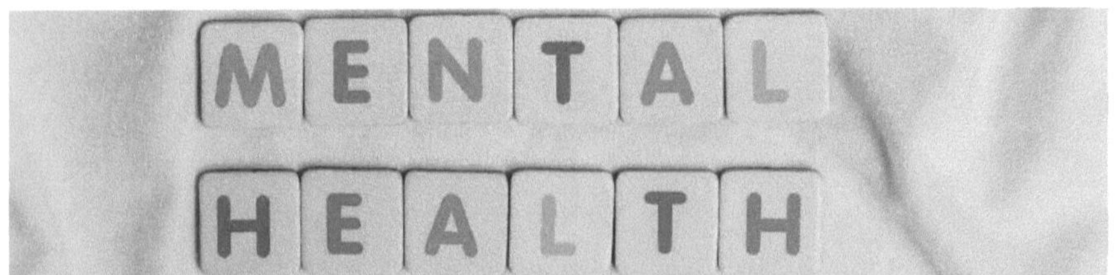

4. SOZIAL: DAS UMFELD

Dein Umfeld spielt eine entscheidende Rolle in deinem Heilungsprozess. Die Menschen, mit denen du die meiste Zeit verbringst, beeinflussen deine Gedanken, Emotionen und Gesundheit. Umgib dich mit positiven, unterstützenden Menschen, die dich auf deinem Weg zu einem schmerzfreien Leben begleiten.

Checke dein Umfeld: Achte darauf, welche Menschen dir guttun und welche dich möglicherweise belasten. Manchmal ist es notwendig, sich von Menschen zu lösen, die dein Wohlbefinden beeinträchtigen.

Was noch zu deinem Umfeld gehört: Deine Schlafumgebung.
Sie ist ein wichtiger Teil deines sozialen Umfelds und hat großen Einfluss auf deine Schlafqualität. Ein gemütlicher Schlafplatz kann dazu beitragen, dass du erholsamen Schlaf findest und dadurch die nötige Energie für den nächsten Tag tanken kannst. Faktoren wie Temperatur, Licht und Geräusche – sie beeinflussen deinen Schlaf und somit auch deine körperliche und emotionale Gesundheit. Sorge dafür, dass deine Schlafumgebung ein Ort der Entspannung und Regeneration ist, an dem dein Körper die nötige Ruhe findet, um zu heilen und zu wachsen.

ALLES IST WICHTIG

Das Zusammenspiel von Körper, Geist, Emotionen und sozialem Umfeld ist entscheidend für deine Gesundheit. Diese Bereiche beeinflussen sich gegenseitig. Studien belegen, dass Stress oder Traumata langfristig körperliche Schmerzen verstärken können. Wenn du diese vier Bereiche in deinem Alltag bewusst berücksichtigst, legst du die Grundlage für nachhaltige Schmerzlinderung und ein erfülltes, schmerzfreies Leben.

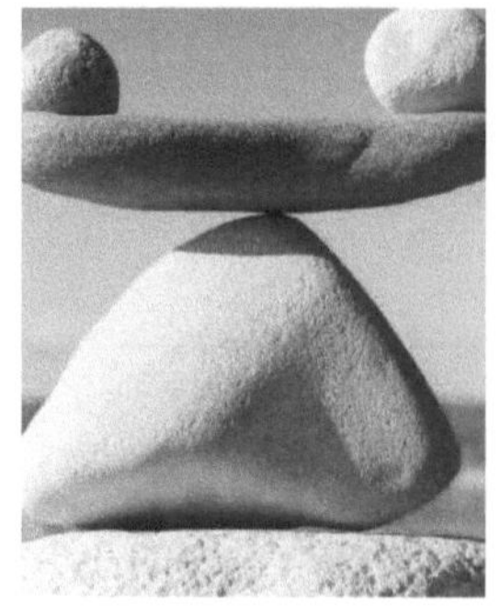

07

DEIN PERSÖNLICHES WORKBOOK

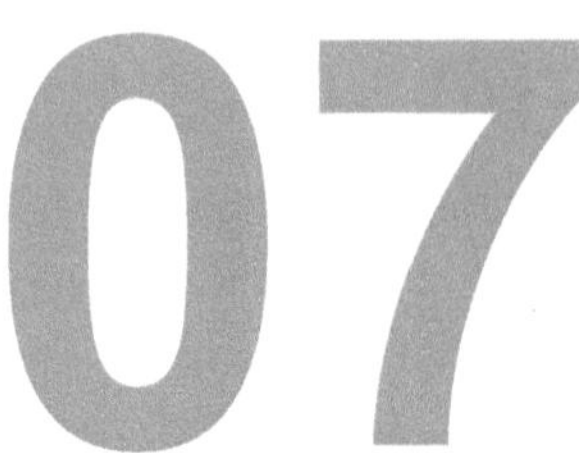

Dieses Kapitel gibt dir einen ersten Eindruck, wie du deine Fortschritte auf dem Weg zur Schmerzfreiheit gezielt verfolgen kannst. Mein 360-Grad-Therapie-Konzept berücksichtigt nicht nur körperliche Aspekte, sondern bezieht auch dein mentales, emotionales und soziales Wohlbefinden mit ein. Im vollständigen Workbook erhältst du detaillierte Anleitungen und mehr Raum für Reflexion und Zielsetzung.

ZIELE SETZEN

und Fortschritte dokumentieren

Ein wichtiger und entschiedener Schritt zur Schmerzfreiheit ist es, klare Ziele zu setzen und kleine Erfolge zu erkennen:

- Was ist mein langfristiges Ziel?
- In einem Jahr? In 5 Jahren? Zum Beispiel: "Aktiv und beweglich im Alltag sein."
- Welche kurzfristigen Schritte kann ich dafür gehen?
- Zum Beispiel: "Täglich 5 Minuten Dehnübungen oder Atemtechniken anwenden."
- Welche Fortschritte sehe ich nach einer Woche?
- Reflektiere: Spürst du eine Veränderung in deinem Wohlbefinden oder eine Abnahme der Schmerzen?

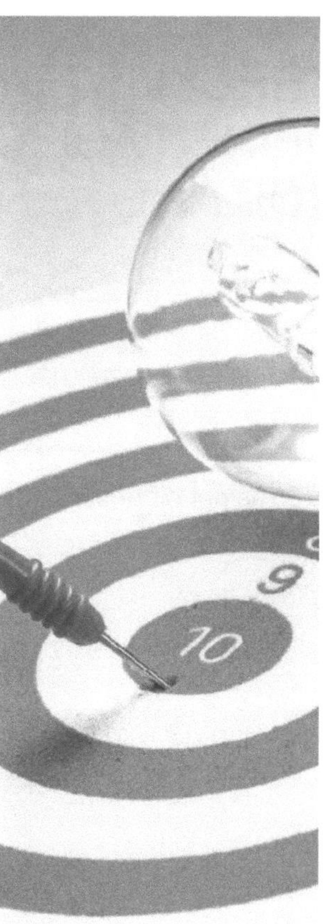

MENTALE, EMOTIONALE UND SOZIALE REFLEXION

Vergiss nicht, auch deine Gedanken, Gefühle und dein soziales Umfeld zu reflektieren:

- Wie denke ich über meine Schmerzen?
- Negative Gedanken wie „Ich kann nichts ändern" behindern deine Heilung. Lenke deine Aufmerksamkeit auf das Positive.
- Welche Unterstützung habe ich heute gesucht?
- Positive soziale Kontakte und Gespräche helfen, deinen Heilungsprozess zu stärken.

CHECKLISTE FÜR DEINE TÄGLICHE ROUTINE

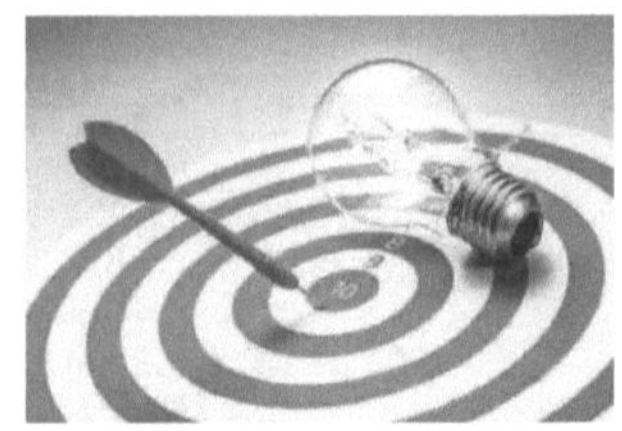

Mit dieser einfachen Checkliste kannst du deinen Fortschritt dokumentieren:

- Welche Übungen hast du heute gemacht?
- Wie fühlst du dich danach?
- Hast du auf deine Ernährung geachtet?
- Was hat dir heute gutgetan

Deine Notizen dazu

CHECKLISTE

Monat .... Woche ....

Das mache ich:	Mo	Tu	We	Th	Fr	Sa	Su
Atemübung	✓						

08

DEIN WEG: ZUSAMMEN-FASSUNG UND AUSBLICK

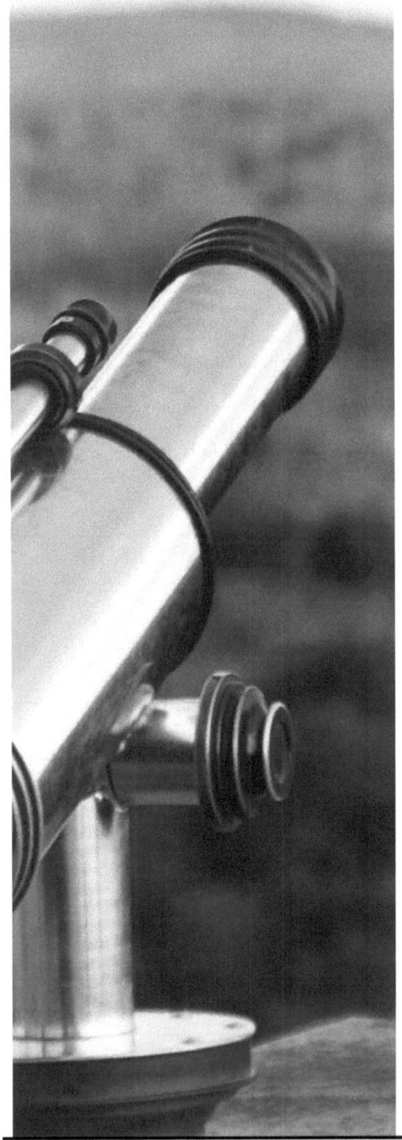

Du hast nun alles, was du brauchst, um deinen Weg zu einem schmerzfreien und erfüllten Leben zu beginnen. Mit dem Wissen, das du in diesem Ebook erlangt hast, hast du die Basis gelegt, um Körper, Geist, Emotionen und dein soziales Umfeld in Balance zu bringen und Schmerzen langfristig hinter dir zu lassen.

Wie bereits am Anfang des Buches beschrieben, ist das Zusammenspiel dieser vier Säulen der Schlüssel zu einer nachhaltigen Schmerzfreiheit. Die moderne Wissenschaft hat gezeigt, dass emotionale Belastungen wie Stress oder Traumata nicht nur das Immunsystem schwächen, sondern auch chronische Schmerzen verschlimmern können. Ebenso können körperliche Beschwerden deine emotionale Gesundheit beeinflussen und eine Abwärtsspirale aus Schmerz und Unwohlsein in Gang setzen.

Aber du hast nun die Werkzeuge, um diesen Kreislauf zu durchbrechen:

- **Körperliche Bewegung** stärkt nicht nur deine Muskulatur und Gelenke, sondern reduziert nachweislich den Cortisolspiegel, der für Entzündungen im Körper verantwortlich ist.
- **Emotionale und mentale Pflege** ist essenziell, um unverarbeitete Emotionen loszulassen, die zu Verspannungen und Schmerzen führen können.
- **Dein soziales Umfeld** unterstützt dich dabei, positive Veränderungen zu festigen und dich auf deinem Weg zu einem schmerzfreien Leben zu motivieren.

ES LIEGT JETZT AN DIR, DEN ERSTEN SCHRITT ZU MACHEN

Alles, was du brauchst, um deine Schmerzen zu lindern, hast du bereits in der Hand. Jede kleine Veränderung – sei es eine neue Bewegung, ein tiefer Atemzug, ein bewusster Gedanke oder ein Gespräch mit einem vertrauten Menschen – bringt dich deinem Ziel näher

Stell dir vor, wie es sich anfühlt, schmerzfrei zu sein. Wie würde dein Leben aussehen, wenn du wieder voller Energie und Leichtigkeit durch den Tag gehst? Dieser Gedanke ist nicht nur ein Traum – er ist eine reale Möglichkeit, die du dir selbst schenken kannst

ICH GLAUBE FEST AN DICH.

Du hast bereits den ersten Schritt gemacht, indem du dieses Buch gelesen hast. Jetzt liegt es an dir, weiterzugehen und all das Wissen in deinem Alltag umzusetzen. Es wird nicht immer einfach sein, aber du wirst die Veränderung spüren, wenn du dranbleibst.

Als Dankeschön für dein Vertrauen möchte ich dir die Möglichkeit bieten, zu besonderen Konditionen an einem Online-Kurse teilzunehmen. Melde dich auch jetzt für den nächsten Workshop an und sichere dir schon jetzt das Workbook dazu. Infos dazu findest du auf www.michaelastarck.de

Ich freue mich darauf, dich auf diesem Weg zu begleiten und dir zu zeigen, wie du deinen Körper in Balance bringst und Schmerzen langfristig hinter dir lässt.

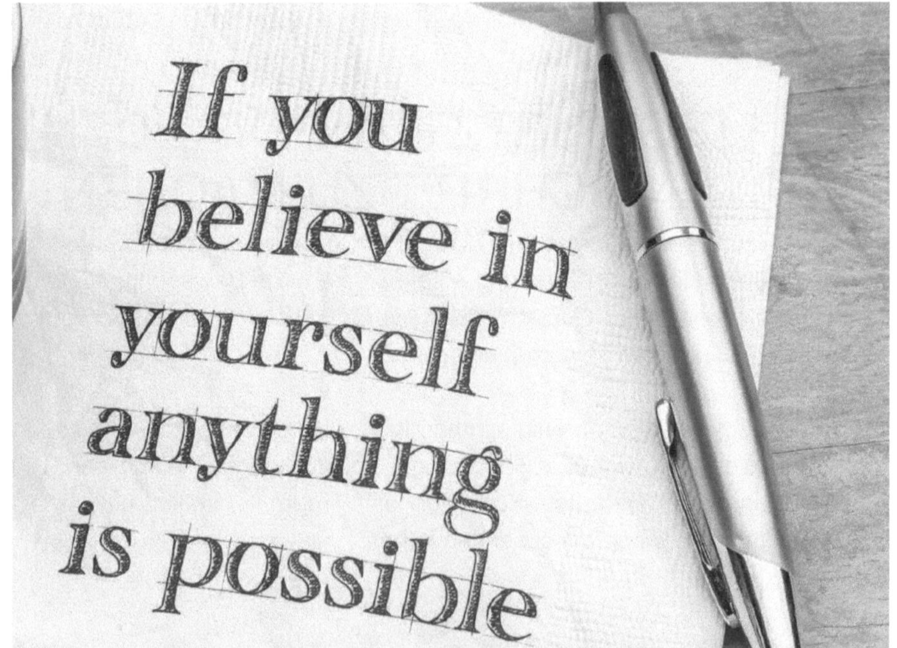

ERFAHRUNGSBERICHTE UND ERFOLGSGESCHICHTEN

Catrin M. ⭐ ⭐ ⭐ ⭐ ⭐

Liebe Michaela, ich bin recht verzweifelt gekommen, weil ich schon über viele Wochen schon viel ausprobiert hatte, um mein Knie, welches mir immer weniger Bewegungsfreiheit erlaubte, irgendwie in den Griff zu bekommen. Was in der ersten Stunde bei Dir passierte, war tatsächlich magic für mich. Ich konnte nach der Behandlung vernünftig und fast schmerzfrei aufstehen! Logischerweise bedarf es weiterer Behandlung und tägliche Übungen, die Du mir sozusagen auf den Leib konzipiert hast. Ein wichtiger Aspekt für mich während Deiner Behandlung war aber auch, dass Du den Zusammenhang meiner persönlichen Situation mit einbezogen hast und das gesamte Behandlungspaket -sowohl die physische als auch die mentale Vorgehensweise- perfekt auf mich zugeschnitten hast. Heute, drei Wochen nach der ersten Behandlung, kann ich wieder Treppen steigen (hoch UND runter), mit meinem Hund Gassi gehen und fühle mich wieder komplett. DANKE. Freiwillige 100% Weiterempfehlung aus Überzeugung.

Gudrun T. ⭐ ⭐ ⭐ ⭐ ⭐

Die Behandlungen bei Frau Klingberg sind ein Wohltat für Körper und Seele. Ich habe viele Jahre starke Schmerzen gehabt, die meinen Alltag bestimmt und eingeschränkt haben. Mit ihrer Unterstützung habe ich mir mein Leben zurückerorbert. Ich bin fast schmerzfrei, nehme keine Medikamente mehr und spüre, wie sehr mir die Übungen helfen. Vielen Dank!

RONJA M.
ICH HABE SCHON SEIT CA 2 JAHREN SEHR DOLLE BEINSCHMERZEN. NACH EIN PAAR BEHANDLUNG BEI MICHAELA SIND SIE SO GUT WIE WEG UND ICH KANN SOGAR WIEDER JOGGEN GEHEN. EINFACH TOLL!! VIELEN DANK NOCH MAL :)

KRYSTYNA G.
VIELEN DANK MICHAELA! ENDLICH BIN ICH DIE RÜCKENSCHMERZEN LOS. ICH BIN WIEDER BEWEGLICH, FIT UND GUT GELAUNT. DIE OSTEOPRESSUR HAT GEHOLFEN, ABER AUCH DAS REGELMÄSSIGE GEMEINSAME ÜBEN HAT SEHR DAZU BEIGETRAGEN, DAS ICH GANZ SCHMERZFREI BIN. ICH BLEIBE DABEI UND AUCH UNSER GEMEINSAMES TRAINING WERDE ICH BEIBEHALTEN, ALLE PAAR WOCHEN SEHEN WIR UNS WIEDER. VIELEN DANK FÜR DEIN EINFÜHLVERMÖGEN UND MOTIVATION!

MAREN K.
KEINE SCHMERZMITTEL MEHR - ENDLICH! ICH KANN GAR NICHT SAGEN WIE DANKAR ICH DIR BIN! DANKE FÜR DEINE UNTERSTÜZUNG!

45
WAS IST DEIN NÄCHSTER SCHRITT?

WAS MÖCHTEST DU WIEDER MIT FREUDE TUN?

JOGGGEN

OHNE SCHMERZEN - OHNE ANGST?

MIT DEN KINDERN TOBEN

SCHWIMMEN

LIEBEN

ARBEITEN

REISEN

LAUFEN

WANDERN

SCHLAFEN

HANDWERKEN

GARTENARBEIT

KOCHEN

STRICKEN

INS KINO GEHEN

....WAS MACHT DEIN LEBEN LEBENSWERT?

Wir können auch gerne in einem persönlichen Gespräch über deine Herausforderungen sprechen. Buche einfach einen kostenlosen Beratungstermin:

Ich freu mich auf Dich!
Herzliche Grüße,
Michaela - Deine Expertin für schmerzfreie Beweglichkeit

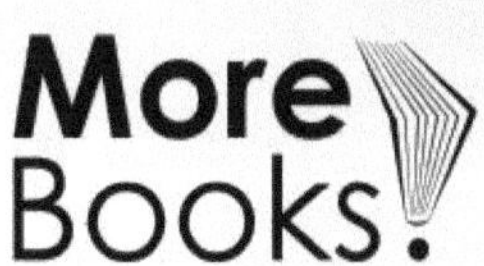

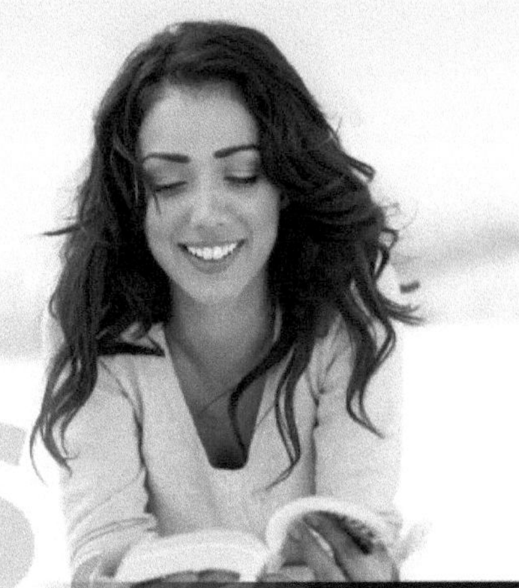

Buy your books fast and straightforward online - at one of world's fastest growing online book stores! Environmentally sound due to Print-on-Demand technologies.

Buy your books online at
www.morebooks.shop

Kaufen Sie Ihre Bücher schnell und unkompliziert online – auf einer der am schnellsten wachsenden Buchhandelsplattformen weltweit! Dank Print-On-Demand umwelt- und ressourcenschonend produziert.

Bücher schneller online kaufen
www.morebooks.shop

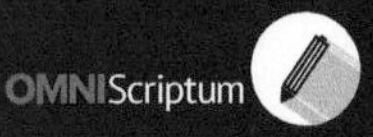